SITZUNGSBERICHTE DER SÄCHSISCHEN AKADEMIE
DER WISSENSCHAFTEN ZU LEIPZIG

Mathematisch-naturwissenschaftliche Klasse
Band 109 · Heft 4

ROLF EMMRICH

HOCHDRUCK UND HYPERLIPIDÄMIE (HYPERCHOLESTERINÄMIE) ALS RISIKOFAKTOREN FÜR DIE ENTSTEHUNG DER ARTERIOSKLEROSE

Mit 10 Abbildungen und 4 Tabellen

AKADEMIE-VERLAG · BERLIN
1971

Vorgetragen in der Sitzung vom 16. März 1970
Manuskript eingeliefert am 2. April 1970
Druckfertig erklärt am 23. März 1971

Erschienen im Akademie-Verlag GmbH, 108 Berlin, Leipziger Straße 3—4

Lizenznummer: 202 · 100/559/71
Gesamtherstellung: VEB Druckhaus „Maxim Gorki", 74 Altenburg
Bestellnummer: 2027/109/4 · ES 17 G 1
EDV Nr. 761 414 9
3,90

Wenn die Entstehung der Arteriosklerose (Atherosklerose) in vielerlei Hinsicht noch unklar ist, so herrscht doch allgemein die Ansicht, daß der Hochdruck (Hypertonie) und die Hypercholesterinämie (Hyperlipidämie) den Beginn und die Fortentwicklung dieser Gefäßkrankheit in hohem Maße begünstigen. Hypertonie und Hypercholesterinämie werden daher als Risikofaktoren bezeichnet, zumal epidemiologisch nachgewiesen wurde, daß die genannten Faktoren auch das Risiko eines Herzinfarktes und anderer Komplikationen erhöhen. Wesentlich ist dabei, daß diese Faktoren meßbare Größen sind und daß es therapeutische Prinzipien gibt, erhöhte Meßwerte zu senken bzw. überhaupt ihren Anstieg zu verhüten. Nach Epstein beträgt die Aussagefähigkeit des Screening-Tests auf Hypercholesterinämie 21%. Wenn statt dieses einen Faktors 4 gleichzeitig vorliegende Risikofaktoren wie Hypertonie, Hypercholesterinämie, Nikotinabusus und Übergewicht prognostisch verwandt werden, erhöht sich die Ausssagefähigkeit von 21% auf 44%, d. h. für etwa die Hälfte der Betroffenen kann für die folgenden Jahre die Entwicklung einer ischämischen Herzerkrankung vorausgesagt werden. Nun schließt eine normale Cholesterin- oder β-Lipoproteidkonzentration im Serum die Atherosklerose nicht aus, wie andererseits ein erhöhter Lipidspiegel sie nicht beweist (Pezold). Die individuelle diagnostische Treffsicherheit des Serumlipidstatus konnte für keine einzige Lipidsubstanz erbracht werden, wohl aber wurde eine Gruppensignifikanz wiederholt ermittelt (Page u. a.). Für einzelne Individuen kann nur eine „quantitative Wahrscheinlichkeit" errechnet werden. Unter den wichtigsten Risikofaktoren: Hypertonie, Hyperlipidämie (Hypercholesterinämie), Nikotinabusus, Übergewicht, auch Hyperurikämie und körperliche Inaktivität, erweist sich als besonders ungünstig die Kombination von Hypertonie und Hyperlipidämie (Hypercholesterinämie). Aufschluß über die Bedeutung der Risikofaktoren gaben verschiedene Langzeitstudien in den USA (Kannel u. Mitarb.).

Aus klinischer Beobachtung ergibt sich häufig die in Abbildung 1 dargestellte pathogenetische Verkettung der Angiosklerose (Arteriosklerose), in der an maßgeblicher Stelle auch der Hochdruck-Faktor und der Stoffwechsel-Faktor (Lipide, Cholesterin, Atherogenese) erscheinen. Der Sklerose- und der Lokalisations-Faktor sind vorerst nicht meßbar, so daß man sie lediglich beschreiben kann. Dabei ist der Sklerose-Faktor auf die mesenchymale Reaktion zu beziehen, die mit Fibroplasie und Kollagenisierung, auch mit Hyalinisierung einhergeht, der Lokalisations-Faktor auf Sonderheiten der Strömungsverhältnisse in der Aorta und in den Arterien,

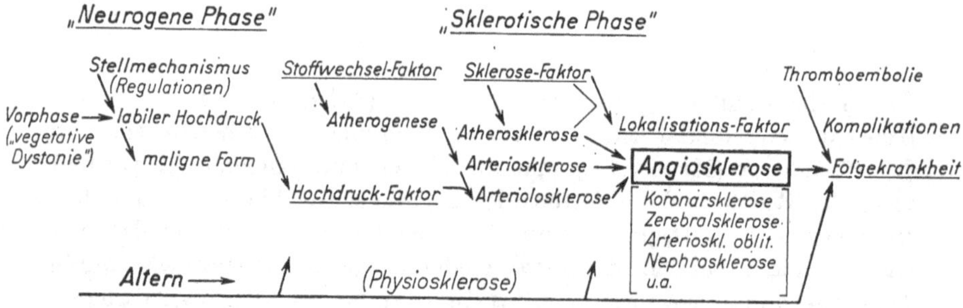

Abb. 1 Häufige pathogenetische Verkettung der Angiosklerose (Arteriosklerose)

auf den arteriellen Druck und die Druckwelle sowie auf die unterschiedliche Belastung arterieller Gefäßbezirke. Der zeitliche Ablauf der pathogenetischen Verkettung von Risikofaktoren ist verschieden, sowohl was die Entstehung der einzelnen Faktoren anbetrifft als auch ihre alternsgebundene Manifestation.

Die primäre Hypertonie manifestiert sich mit ihrer dominant erblichen Form häufig schon im Alter von 30 bis 40 Jahren, mitunter sogar früher (juveniler Hochdruck), aber auch in allen späteren Altersklassen. Dem Elastizitätshochdruck begegnet man vornehmlich im höheren Lebensalter. Der Stoffwechsel-Faktor ist zum Teil exogen bedingt durch eine Überernährung (Kalorien), zum Teil auch endogen durch Störungen im Lipidstoffwechsel (Lipoidosen) und/oder Störungen im Kohlenhydratstoffwechsel (Diabetes mellitus). Wann sich unter Einwirkung der Risikofaktoren die Arteriosklerose in ihren verschiedenen Formen manifestiert, ist aus dem Auftreten der Arteriosklerose statistisch ermittelt worden. So weiß man, daß Männer mit 50 Jahren zu etwa 50% bereits eine Koronararteriosklerose aufweisen. Frauen bleiben bis zur Menopause weitgehend „geschützt", sofern sie nicht starke Zigarettenraucherinnen sind, erkranken aber später gleichfalls, so daß sie etwa 10 Jahre später in ihrer Arteriosklerosemorbidität den Männern weitgehend gleichen. Letzthin entscheidend für die Morbidität und auch für die Mortalität sind die Komplikationen der arteriellen Gefäßkrankheiten, auf die an dieser Stelle nicht im einzelnen eingegangen werden kann.

Die Komplikationen betreffen verschiedene Gefäßprovinzen in unterschiedlicher Weise, besonders aber Herz, Gehirn, die Gliedmaßen, Nieren, Augen u. a., wobei es zu Einengungen der Gefäßbahn und zu Gefäßverschlüssen kommt, klinisch zu den Auswirkungen der Durchblutungsstörungen in wohl charakteristischen Krankheitsbildern (Herzinfarkt, Schlaganfall, periphere Durchblutungsstörungen, Niereninsuffizienz u. a.). Komplikationen müssen jedoch nicht unbedingt eintreten, auch wenn mehrere Risikofaktoren gegeben sind. Es ist dann anzunehmen, daß ihre Einwirkung nur gering und protrahiert erfolgt oder eine Stufe der Konstanz erreicht wurde, die eine noch ausreichende Durchblutung gewährleistet bzw. die Komplikationen auslösenden Faktoren nicht hinzutreten (Zweit- und Drittkrankheit, Überlastung, Stress, weitere Risikofaktoren) oder Risikofaktoren überhaupt fortfallen.

In Tabelle 1 sind Teilergebnisse der Framingham-Studie angeführt. Sie zeigen die Bedeutung der Risikofaktoren für die Häufigkeit der koronaren Herzerkrankungen (nach Kannel, Widmer und Dawber).

Tabelle 1

Morbiditätsverhältnis
(Quotient aus beobachteten und erwarteten Fällen)

Blutdruck	< 120 mm Hg	45	
	> 180 mm Hg	**178**	
Serumcholesterin	< 200 mg%	55	
	> 260 mg%	**178**	
Vitalkapazität	> 4 l	81	
	< 3 l	**128**	
EKG-Anomalien	fehlen	91	
	vorhanden	**203**	
Übergewicht	fehlt	50	
	vorhanden	**241**	(nur Angina pectoris)
Zigarettenraucher	Nichtraucher	69	
	20 Zigaretten/Tag	**158**	

Hypertonie und Arteriosklerose

Der Blutdruck ist eine physiologisch geregelte Größe, eine scharfe Grenze zwischen normal und pathologisch besteht nicht. Allgemein wird ein Ruheblutdruck bis 140/90 mm Hg als normal bezeichnet, verschiedentlich auch 150/90. Nun belastet der Blutdruck an sich schon die Gefäße und die Elastizität ihrer Wandungen. Versicherungsgesellschaften in den USA haben herausgefunden, daß bei einem arteriellen Blutdruck von 130/90 mm Hg bereits 50% mehr Menschen an Herz-Kreislauf-Krankheiten und Nierenkrankheiten starben als bei einem Druck von 110/70 mm Hg. Mit steigenden Druckwerten nimmt das Risiko zu.

Es gibt verschiedene Klassifizierungen der Hypertonie, je nach der Ätiopathogenese, nach der Höhe des Blutdruckes oder auch nach der Verlaufsform. Berücksichtigt man die dabei möglichen Arterienveränderungen, so ergibt sich für die Klinik folgende zweckmäßige Unterteilung:

1. Essentielle Hypertonien
1.1. Essentielle Hypertonie, gutartig, ohne klinisch nachweisbare Organbeteiligung
1.2. Essentielle Hypertonie, mit Organbeteiligung
1.2.1. Herz (Koronararteriosklerose, ischämische Herzkrankheit)
1.2.2. Gehirn (Zerebralarteriosklerose)
1.2.3. Nieren (Nephrosklerose, Nierenarteriosklerose)
1.2.4. Gliedmaßen (Arteriosclerosis obliterans)
1.3. Essentielle Hypertonie, maligne Verlaufsform, anfangs ohne, aber bald mit Organbeteiligung (s. unter 1.2.), Blutdruck meist fixiert hoch

2. Sekundäre Hypertonie
2.1. bei Nierenkrankheiten
2.2. bei endokrinen Erkrankungen
2.3. bei Schäden des Zentralnervensystems
2.4. bei primären Gefäßkrankheiten (vaskuläre Kollagenkrankheiten, Aortenisthmusstenose, Altershochdruck)
2.5. hypertone Reaktion (nach Infektionen, während der Schwangerschaft).

Sekundäre Hypertonien können funktionell wie organisch bedingt sein, in ihren Auswirkungen auf die arteriellen Gefäße verhalten sie sich wie die essentiellen Hypertonien.

Die Arteriosklerose ist ebensowenig eine „Entität“ wie die Hypertonie. Sie läßt sich klassifizieren in:

1. Degenerative Arterienerkrankungen
1.1. Atherosklerose, intimale Atherome
1.2. Mediasklerose (Typ Mönckeberg)
1.3. Arterionekrose
2. Produktive bzw. hyperplastische Arterienerkrankungen (besonders bei Hypertonie)
3. Entzündliche Arterienerkrankungen
3.1. Arteriitis
3.2. Thrombangiitis obliterans
4. Angiopathia diabetica
5. Kombinierte Formen (alle Kombinationen sind möglich; in fortgeschrittenem Alter häufig Kombinationen).

Die folgende Tabelle 2, die nach Angaben von PICKERING zusammengestellt wurde, gibt den Typ der Arteriosklerose wieder, den dafür charakteristischen Organbefall und die Korrelationen zur Hypertonie.

Tabelle 2

Arteriosklerose — Hypertonie

Typ	Arterien	Organbefall	Korrelation
1. Noduläre Arteriosklerose	Intima der großen Arterien, „Plaques“	Myokardinfarkt, z. T. Apoplexie	mit Hochdruck mäßig korreliert
2. Mikroaneurysmen	Arterien mit ∅ unter 0,1 mm; Aneurysmen, die thrombosieren und platzen	leichte zerebrale Insulte; Hauptursache für zerebrale Blutungen	hohe Korrelation: Hypertonie — Arterienerkrankung des Gehirns
3. Fibrinoide Nekrose	Arteriolen, besonders bei sehr hohem Druck	besonders Nieren, Augenhintergrund u. a.	hohe Korrelation (maligne Verlaufsform)

Die Organbeteiligung bei der Hypertonie nimmt mit dem Alter zu. sekundäre Formen des Hochdruckes nehmen ab. Von 108 Hypertonie-Patienten der Medizinischen Universitätsklinik Leipzig im Alter von 50 bis

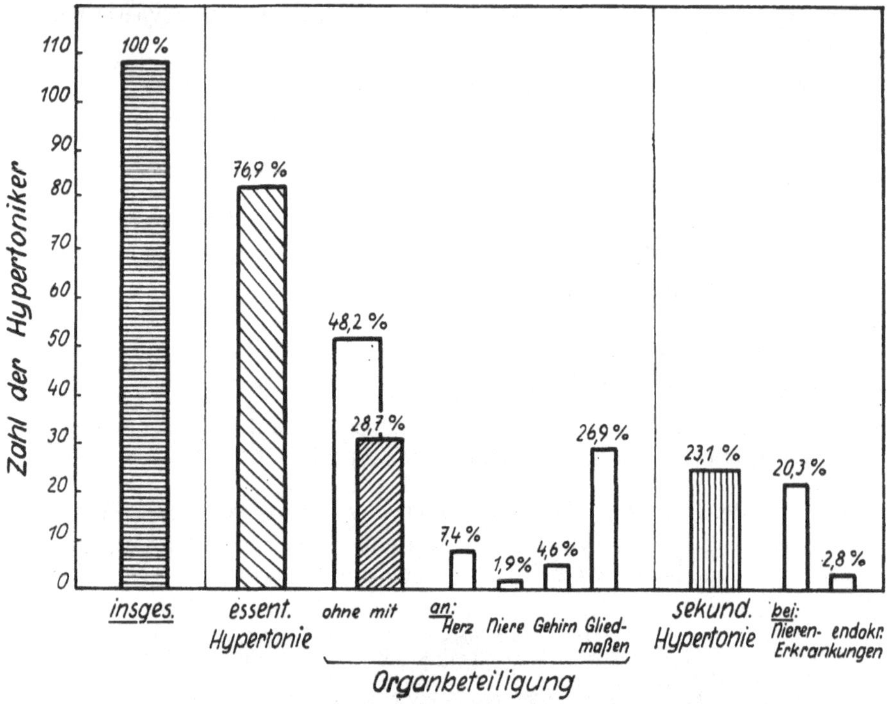

Abb. 2 Hypertonie und Organbeteiligung, Lebensalter 50—54 Jahre

54 Jahren hatten 48,2% eine essentielle Hypertonie ohne nachweisbare Organveränderung, 28,7% mit Organbeteiligung, und 23,1% hatten eine sekundäre Hypertonie (s. Abb. 2). Bei 154 70- bis 74jährigen Patienten bestand demgegenüber eine essentielle Hypertonie ohne wesentliche Organbeteiligung nur in 26,6% der Fälle, mit Organbeteiligung in 59,8% und eine sekundäre Hypertonie nur noch in 13,6% (s. Abb. 3). Im Alter von 80—84 Jahren betrug die Organbeteiligung 61%. Während in der Gruppe von 50- bis 54jährigen Männer und Frauen in etwa gleicher Zahl vertreten waren, überwog bei den 70- bis 74jährigen das weibliche Geschlecht (unter 133 Fällen mit essentieller Hypertonie 96 Frauen und 37 Männer). Durch den frühzeitigen Tod von Männern mit sekundärer und auch essentieller Hypertonie kommt es zu einer Verschiebung des Zahlenverhältnisses, was auch in der Literatur angegeben wird (KÜHNS und BRAHMS). Die häufigste Organbeteiligung bei essentieller Hypertonie war in unserem Krankengut die Arteriosclerosis obliterans, gefolgt von der Zerebral- und Koronararteriosklerose;

erst an vierter Stelle folgte die Arterio- und Arteriolosklerose der Nierengefäße. Da die Diagnosen zu 90% klinisch gestellt wurden und nur zu 10% bei Verstorbenen erhoben werden konnten, ist ein Teil der Organ-Arteriosklerosen nicht erfaßt worden, denn gerade die Koronarsklerose und auch die Zerebralarteriosklerose entziehen sich häufig dem klinischen Nachweis. In einer weiteren Untersuchungsreihe, bei der von der Verkalkung der Abdominal-

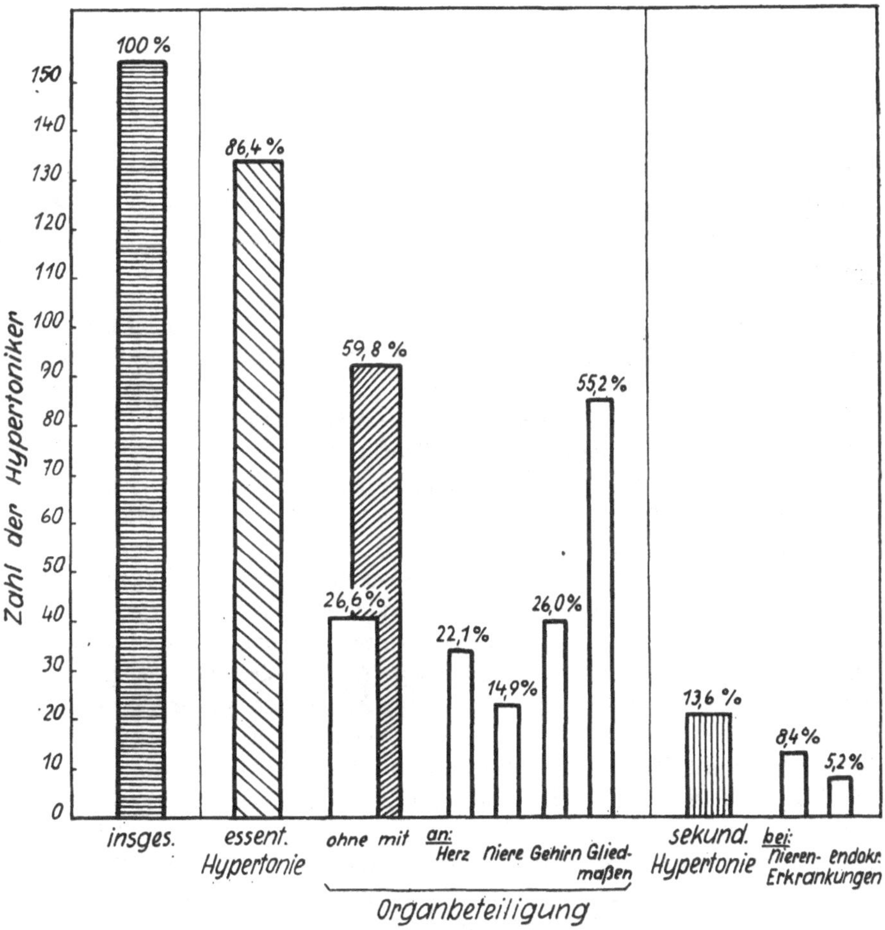

Abb. 3 Hypertonie und Organbeteiligung, Lebensalter 70—74 Jahre

aorta ausgegangen wurde, hatten unter 200 Fällen 145 Patienten (= 72,5%) einen systolischen Blutdruck von über 145 mm Hg, davon 73 (= 36,5%) über 180 mm Hg (BARTSCH). Man kann aus diesen Beobachtungen den Schluß ziehen, daß die verkalkende Atherosklerose der Bauchaorta ebenso wie die periphere Arteriosclerosis obliterans wegweisende Leitsymptome der Arteriosklerose darstellen.

In unserem Krankengut von 585 Fällen mit einer peripheren arteriellen Verschlußkrankheit (513 Männer, 72 Frauen) hatten 55,6% der Patienten

eine Hypertonie:	> 150–170 mm Hg	31,4%
	> 170–200 mm Hg	16,4%
	> 200 mm Hg	7,8%
eine Hypotonie:		18,8%
einen Normotonus:		25,6% (s. Abb. 4).

Die Kombination von Hypertonie und Arteriosclerosis obliterans ist häufig anzutreffen, obwohl die Literaturangaben unterschiedlich sind (vgl. HASSE). Weniger häufig geht die Koronarsklerose mit einer Hypertonie einher. Daß ein Kausalzusammenhang zwischen Arteriosklerose und Hypertonie besteht, wird kaum mehr bezweifelt, problematisch bleiben nur Ausmaß und Intensität wechselseitiger Beziehungen. Als pathogenetischer Faktor trägt die Hypertonie je nach Höhe und Dauer zur Entstehung der Arteriosklerose (Arteriolosklerose) bei, wie andererseits bei zunächst fehlender Hypertonie, aber bereits vorbestehenden Gefäßwandveränderungen sich eine Hypertonie entwickelt. Der letztgenannte Mechanismus setzt voraus, daß andere Faktoren als die Druckerhöhung zu anatomischen Gefäßalterationen geführt haben, so daß ein Elastizitätsverlust der arteriellen Gefäße resultiert. In Betracht kommt hierfür einmal die Physiosklerose (BÜRGER; EMMRICH), die von der Arteriosklerose selbst schwer abzugrenzen ist, zum anderen der Einfluß von Stoffwechsel- und Sklerosefaktoren auf die Gefäßwand, der ursächlich verschieden sein kann. Der sog. Altershochdruck mit großer Blutdruckamplitude wird vielfach als harmlos hingestellt, was er aber wohl nicht ist. Verfolgt man die Blutdruckwerte regelmäßig über 24 Studen, so gibt es schon normalerweise eine Tag-Nachtrhythmik mit Höchstwerten um die Mittagsstunde und am späten Abend, mit Niedrigwerten in den frühen Morgenstunden während des Schlafes (s. Abb. 5). Hinzu kommt die oft starke psychische Beeinflussung der Blutdruckregulation, die zu erheblichen Drucksteigerungen zu führen vermag. Schon immer werden „hypertonische Krisen" gefürchtet, desgleichen „hypotonische Krisen" mit Blutdruckstürzen (Kollaps, Schock), die nicht selten lebensbedrohende Situationen zur

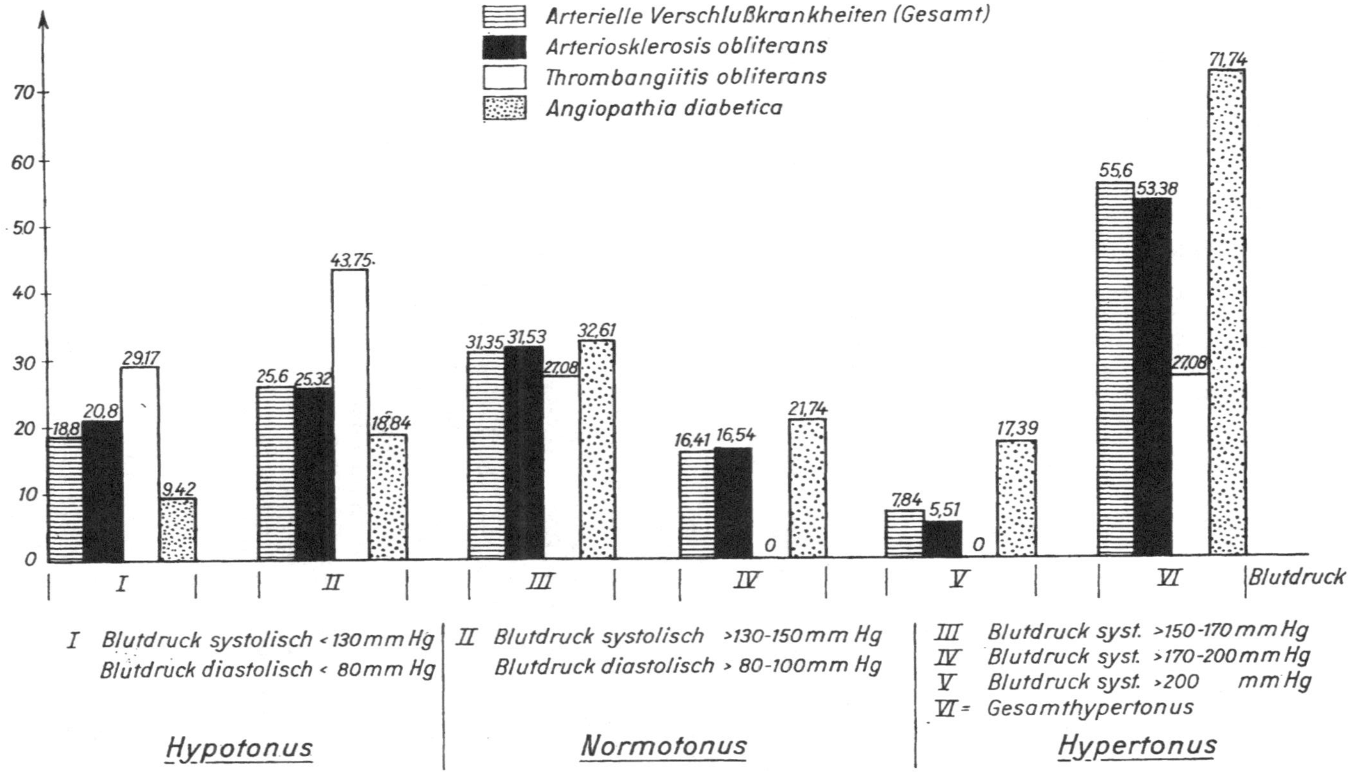

Abb. 4 Hypertonie bei peripheren arteriellen Verschlußkrankheiten. Häufigkeit und Höhe der Hypertonie

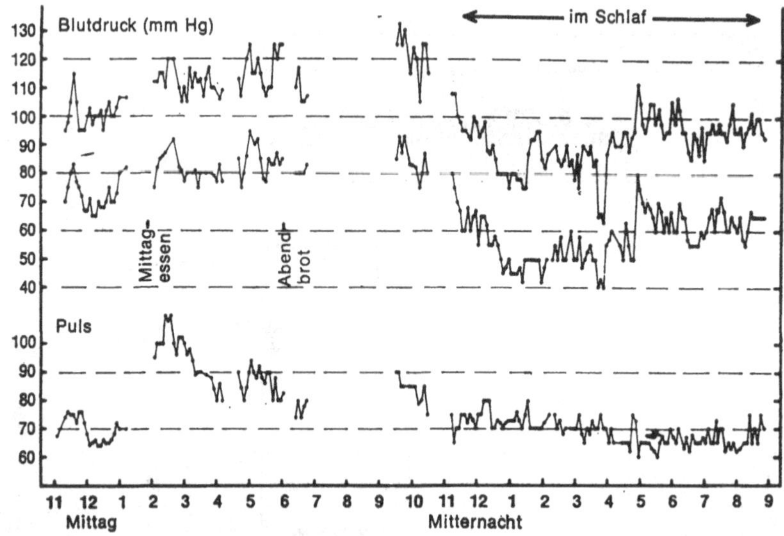

Abb. 5 Blutdruckwerte eines Arztes über eine Dauer von 24 Std. (nach: RICHARDSON, D. W., A. J. HONOUR, G. W. FENTON, F. H. STOTT u. G. W. PICKERING, Clin. Sci. **26**, 445 [1964]).

Folge haben. Es ist ein Unterschied, ob diese Krisen auf ein noch elastisches oder bereits starrwandiges und brüchiges arterielles Gefäßsystem treffen.

Die Hypertonie ist ein Risikofaktor in zweierlei Hinsicht, sowohl im Hinblick auf akute Komplikationen als auch auf die Entstehung arteriosklerotischer Wandveränderungen. Die Langzeiteinwirkung auf die arteriellen Gefäße wird gemeinhin mit der Filtrations- bzw. Perfusionstheorie erklärt, zumal diese Theorie auch eine gesteigerte Fettinfiltration in die Gefäßwand verständlich macht. Allerdings gehen die Ansichten darüber auseinander, ob die Fettinfiltration der Gefäßwand den Beginn der Atherosklerose darstellt oder ob es sich hierbei schon um Sekundärerscheinungen handelt und andere Faktoren wie eine gesteigerte Permeabilität oder auch ein behinderter Abstrom aus der Gefäßwand ursächlich in Betracht kommen.

Hyperlipidämie (Hypercholesterinämie) und Arteriosklerose

Über die Beziehungen der Blutlipide zur Atherosklerose ist in den letzten Jahrzehnten viel gearbeitet worden. Prospektive Untersuchungen haben ergeben, daß der Serumcholesterinspiegel unter den bisher erkannten Risikofaktoren für die Entstehung der Koronarsklerose wohl der wichtigste Faktor

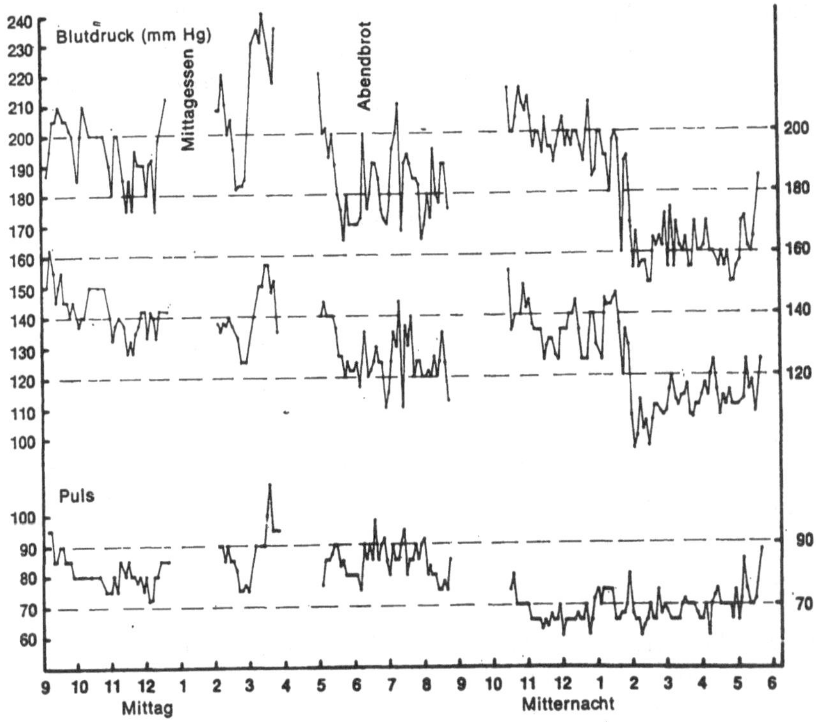

Abb. 6 Blutdruckwerte bei einem Hypertoniker, gemessen über eine Dauer von 24 Std. (nach: RICHARDSON, D. W., A. J. HONOUR, G. W. FENTON, F. H. STOTT u. G. W. PICKERING, Clin, Sci. **26**, 445 [1964]).

ist. So fand man in den USA, daß ein Herzinfarkt bei Männern mit einem Cholesterinspiegel von über 260 mg% etwa 4,5mal häufiger auftrat als bei Männern mit Werten unter 200 mg% (KEYS u. Mitarb.). Zudem wurde gefunden, daß Patienten mit einer Koronarsklerose mehr zu erhöhten Triglyzeridkonzentrationen im Serum neigen als gleichaltrige gesunde Vergleichspersonen. Daß Bevölkerungsgruppen mit einem hohen Verbrauch von Nahrungsfetten eine größere Sterblichkeit an Atherosklerose (Arteriosklerose) und ihren Folgeerscheinungen aufweisen als Gruppen mit fettarmer Kost, ist gesichert. Besonders ungünstig wirkt sich eine Überernährung mit gesättigten Fettsäuren aus. Damit ist die Bekämpfung der Atherosklerose zu einem Ernährungsproblem geworden.

Die wichtigsten Blutlipide sind die Lipoproteide und die im Serum als Chylomikronen suspendierten Lipide sowie die unveresterten (freien) Fettsäuren, die an Albumine gebunden vorkommen. Für gewöhnlich werden die Lipoproteide nach ihrer Fraktionierung in der Ultrazentrifuge eingeteilt, je nach Größe und Dichte ihrer Makromoleküle. Man klassifiziert sie auch auf Grund ihrer elektrophoretischen Wanderung, die nach Größe und elektrischer Ladung erfolgt (s. Tab. 3).

Tabelle 3

Ungefähre prozentuale Zusammensetzung der Serumlipoproteide beim Menschen (PEZOLD; ONCLEY; SCANU)

Klassifizierung	Protein	Cholesterin	Phospholipide	Triglyzeride
Sehr geringe Dichte (S_f 20–400; α-Lipoproteide)	10	13	22	55
Geringe Dichte (S_f 0–20; β-Lipoproteide)	21	45	22	12
Hohe Dichte (Flotation zwischen $d = 1{,}06$ u. $d = 1{,}21$)	50	18	26	6

Besonders reich an Cholesterin sind die β-Lipoproteide, so daß sie vorrangig als atherogen gelten, während Lipoproteide hoher Dichte für die Atherogenese anscheinend ohne Bedeutung sind, zumal sie von der Kostform nicht beeinflußt werden. Die Relation Cholesterin/Phospholipide beträgt normalerweise 1; ein über 1 erhöhter Quotient kennzeichnet die Hypercholesterinämie.

Die Bestimmung der β-Lipoproteide kann auf einfache Weise unter Zufügen von Dextransulfat (0,5%ig; Mol.-Gew. 71000) nephelometrisch erfolgen (ANTONIADES u. Mitarb.). Man findet einen Alternsgang der Trübungswerte mit einer Zunahme bis zum 65. Lebensjahr, später einen Rückgang (s. Abb. 7). Allerdings sind die Streuwerte in den einzelnen Altersstufen relativ groß, so daß die Kurve lediglich einen statistischen Mittelwert anzeigt. Einen ähnlichen Kurvenverlauf findet man auch für das Serumcholesterin (PEZOLD u. a.). Auffallend ist in allen diesen Kurven der Abfall der Lipidwerte nach dem 60.–65. Lebensjahr, der sich nur so denken läßt, daß eine gewisse negative Auslese stattgefunden hat, indem Patienten mit hohen Werten bereits ausgefallen sind und daß im vorgerückten Alter die Fettresorption nachläßt. Andererseits zeigt der Kurvenanstieg jene Lebensjahre an, in denen mit einer zunehmenden Hyperlipidämie (Hypercholesterinämie) zu rechnen ist. Bestimmt man nach der oben genannten Methode die

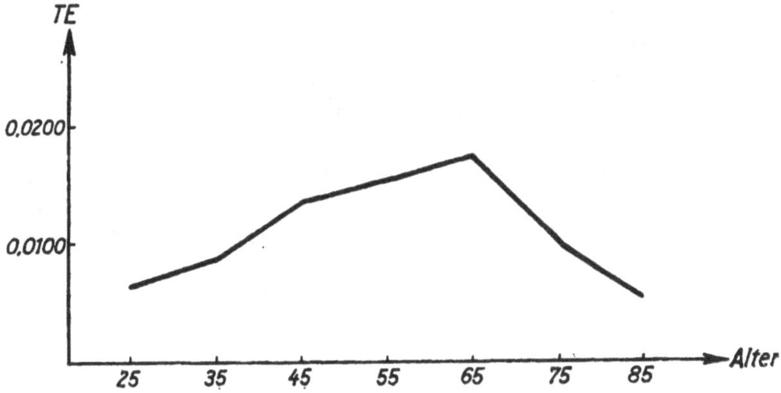

Abb. 7 Verhalten der Serum-β-Lipoproteide in den verschiedenen Altersklassen. Mittelwerte, nephelometrisch bestimmt

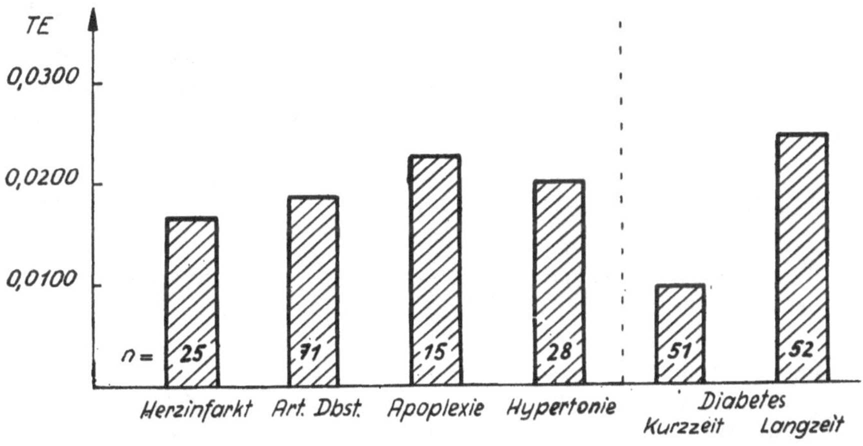

Abb. 8 Serum-β-Lipoproteide bei verschiedenen Krankheiten, bei Hochdruck und Folgeerkrankungen der Arteriosklerose

β-Lipoproteide bei verschiedenen Gruppen von Patienten mit einer Arteriosklerose, mit Hypertonie und mit Diabetes mellitus, so ergeben sich mit Ausnahme des erst kurze Zeit bestehenden Diabetes mellitus hohe Trübungswerte (s. Abb. 8).

Das Verhalten des Serumcholesterins, der Phospholipide, des Quotienten Cholesterin/Phospholipide und der Gesamtlipide bei Patienten mit peripheren arteriellen Verschlußkrankheiten geht aus Tabelle 4 hervor. Es zeigt sich für das Serumcholesterin kein wesentlicher Unterschied zwischen den drei Krankheitsgruppen. Die großen Streuwerte lassen zudem erkennen, daß bei der Arteriosclerosis obliterans die Lipidwerte nur in einem Teil der Fälle erhöht sind. Wahrscheinlich befinden sich in der Gruppe Thromboangiitis obliterans auch Fälle einer schon im früheren Lebensalter manifest gewordenen Arteriosklerose. Immerhin liegen bei allen drei Gruppen die Cholesterinwerte im Mittel relativ hoch, die Quotienten Cholesterin/Phospholipide über 1,1. Die Gesamtlipide sind nur in der Gruppe diabetische Angiopathien und dann auch nur bei einem Teil der Fälle erhöht.

Tabelle 4

Blutlipide bei peripheren arteriellen Verschlußkrankheiten

	Art. oblit.		Thromb. oblit.		Ang. diabet.		Zusammen	
	n	mg%	n	mg%	n	mg%	n	mg%
Cholesterin	241	237 ± 50,3	27	233 ± 49,2	40	253 ± 99,0	308	239 ± 56,5
Phospholipide	68	212 ± 50,4	5	166 ± 47,9	18	232 ± 60,5	91	214 ± 52,5
Chol./Phospholipide	68	1,31	5	1,28	18	1,16	91	1,28
Gesamtlipide	163	747 ± 147	17	714 ± 161	29	832 ± 266	209	756 ± 165

Nimmt man 250 mg% Serumcholesterin als obere Normgrenze an, so lag eine mehr oder weniger ausgeprägte Hypercholesterinämie bei 37,5% der Kranken mit Arteriosclerosis obliterans vor, bei 47,5% der Fälle mit einer Angiopathia diabetica und bei einem Drittel der Fälle mit einer Thromboangiitis obliterans. Aus der Literatur sei SCHETTLER angeführt, der für die Arteriosklerose ganz allgemein eine Hypercholesterinämie (über 250 mg%) in 50% der Fälle erwähnt. Für sämtliche Blutlipide ist bemerkenswert, daß sie eine individuelle Variabilität aufweisen, die auch bei gleichgehaltener Kost festzustellen ist. Die beste Konstanz zeigen die Serumphosphatide. Nun hängt die atherogene Wirkung verschiedener Lipide nicht nur von einem erhöhten gleichbleibenden Lipidspiegel ab, sondern vermutlich auch von passageren Lipidüberschwemmungen, wie das bei fettreichen Mahlzeiten der Fall ist. Alimentäre Hyperlipidämien halten über Stunden an, so daß es darauf ankommt, inwieweit sie stoffwechselmäßig toleriert werden bzw. die Gefäße dagegen abgeschirmt sind.

Beziehungen von Hypertonie und Hyperlipidämie (Hypercholesterinämie) zur Arteriosklerose: Die Koinzidenz von Hypertonie und Hyperlipidämien bei der Arteriosklerose (Atherosklerose) ist wiederholt beschrieben worden. Nach der Framingham-Studie ist die Kombination dieser beiden Risikofaktoren die ungünstigste. Eine signifikante Korrelation zwischen systolischem Blutdruck und β-Lipoproteiden, Gesamtlipiden, Cholesterin und Phospholipiden wurde auch in der Baseler Studie nachgewiesen, die sich auf Serumlipiduntersuchungen von 1900 berufstätigen Männern bezieht (HARTMANN u. Mitarb.). Zwischen Blutdruck, Lipiden und Körpergewicht bestehen gegenseitige Wechselbeziehungen, ohne daß zunächst ein kausaler Zusammenhang als gegeben erscheint.

Bestimmt man im Dunkelfeld die Zahl der im Venenblut des Menschen enthaltenen Chylomikronen (EMMRICH u. PAASCH), so ergibt sich als Normalwert eine Chylomikronenzahl von 32,85 $\pm$ 5,6. Signifikant erhöht sind die Chylomikronenzahlen bei der Arteriosclerosis obliterans, unabhängig davon, ob eine „allgemeine Arteriosklerose" besteht oder nicht. Bei allgemeiner Arteriosklerose liegen diese Zahlen höher, ebenso bei den untersuchten Gruppen von Diabetes mellitus. Die jeweils höchsten Chylomikronenzahlen finden sich, wenn zugleich eine Hypertonie vorliegt, aber auch bei Herzinfarkt-Patienten ohne Hypertonie (s. Abb. 9 u. 10). Es besteht eine eindeutige Gruppensignifikanz zwischen den Gruppen ohne und mit Hypertonie. Der Einzelwert kann außerhalb des Durchschnitts liegen und uncharakteristisch sein. SOLYMOSS und Mitarbeiter untersuchten die Beziehungen zwischen Hypertonie, Gesamtfett, Cholesterin und Phospholipiden im Serum. Sie fanden im Verlauf der Hypertonie sämtliche Lipidwerte im Übergangs- und im sklerotischen Stadium höher als in der funktionellen Phase. Ähnliche Befunde wurden von AVOGARO und Mitarbeiter mitgeteilt; sie stellten bei der essentiellen Hypertonie eine Dyslipämie in Abhängigkeit vom Schweregrad der Erkrankung fest. In leichten Fällen waren die Werte für freies Cholesterin und der Quotient Cholesterin/Phospholipide signifikant erhöht, in Fällen mit Organbeteiligung auch die Gesamtfettsäuren, Gesamtcholesterin und Triglyzeride. Man kann aus diesen Untersuchungen schließen, daß die Hypertonie in ihren Anfangsstadien die Serumlipide nicht verändert, in späteren Stadien jedoch mit Hyperlipidämie (Hypercholesterinämie) kombiniert vorkommt und ihrerseits die Lipidwerte signifikant erhöht. Die Hyperlipidämie wie auch die Hyperchylomikronämie kommen allerdings auch ohne Hypertonie vor. Chylomikronen gelangen schon bei einer fettreichen Mahlzeit über den Chylus in die Blutbahn, wo sie in die helle Randzone gespült werden und in die Intima eindringen können. Hierauf begründete GORDON seine Hypothese über die Entstehung der Atherosklerose.

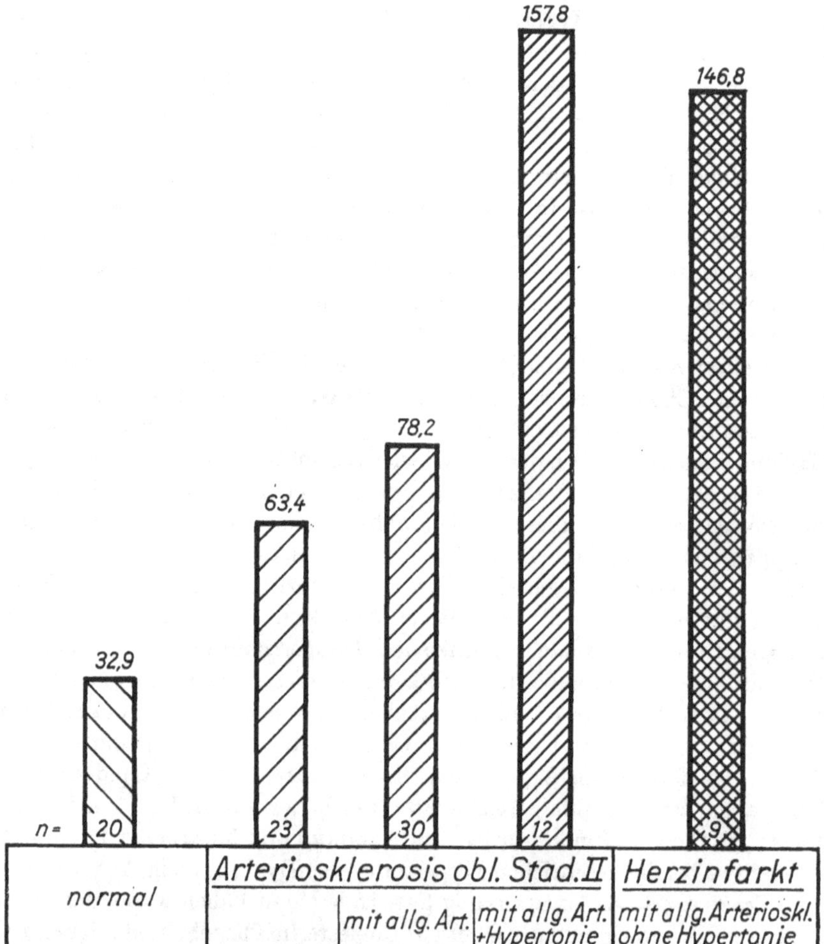

Abb. 9 Chylomikronen im Serum bei Arteriosclerosis obliterans ohne und mit Hypertonie, bei Herzinfarkt

Die Kombination Hypertonie—Hyperlipidämie (Hypercholesterinämie) bedeutet ein erhöhtes Risiko, an Arteriosklerose (Atherosklerose) zu erkranken, wie andererseits ein Normotonus und eine Normocholesterinämie eine gewisse Sicherheit bieten. Bei Männern über 65 Jahre ist nach Brown und Ritzmann unter den Faktoren, die mit Nichterkranken an Herzinfarkt

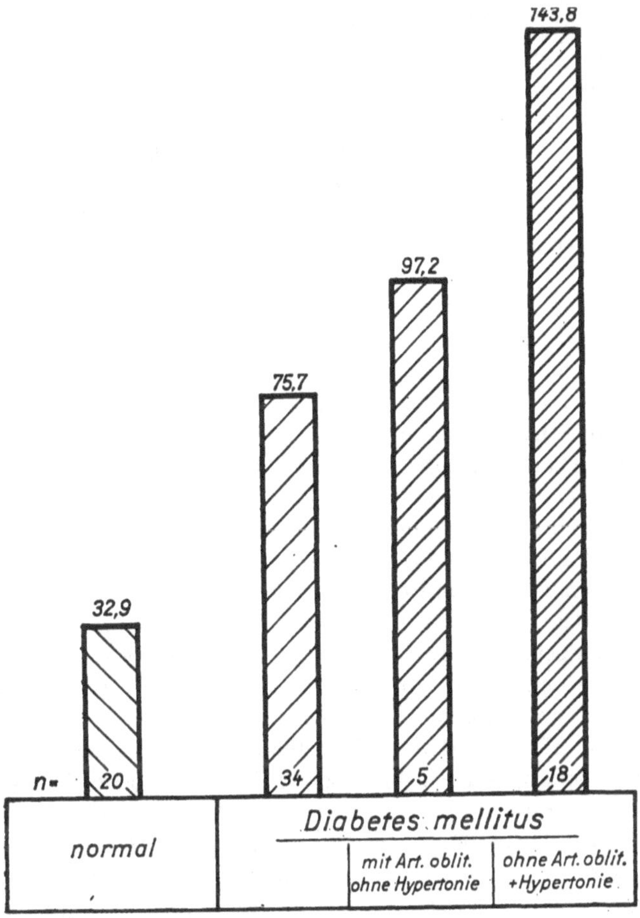

Abb. 10 Chylomikronen im Serum bei Diabetes mellitus, ohne und mit Hypertonie

oder Angina pectoris assoziiert sind, die Normocholesterinämie der einzige biochemische Befund, mit dem sich Gesunde signifikant von Koronargefäßkranken unterscheiden. Nach der Framingham-Studie sind auch in früheren Lebensjahren die besten Chancen gegeben, wenn der Blutdruck Werte unter 140/90 beträgt, der Serumcholesterinspiegel unter 200 mg% liegt und ein normales Elektrokardiogramm abgeleitet wird. Aus einer schwedischen Langzeitstudie der Jahre 1960—1966 geht hervor, daß bei einem Serumcholesterin über 300 mg% bei etwa 25% der untersuchten Probanden Myokardinfarkte, Angina pectoris oder periphere arterielle Durchblutungsstörungen auftraten.

Die zunehmend bessere Kenntnis der Arteriosklerose-Risikofaktoren bestätigt die schon seit langem angenommene Polyätiologie der Arterio-(Athero)sklerose. Von grundsätzlicher Bedeutung ist dabei, daß Prinzipien einer wirksamen Verhütung und auch Behandlung sichtbar werden, um den in allen zivilisierten Ländern immer häufiger auftretenden Herz- und Kreislaufschäden zu begegnen. Da ein großer Teil der Risikofaktoren aus der Umwelt stammt und bestimmten Lebensgewohnheiten entspringt, ist eine echte Prophylaxe möglich. Dazu gehören eine angepaßte Diät, Gewichtsreduktion bei Übergewicht, Rauchverbot, im Falle der Hypertonie, des Diabetes mellitus und evtl. auch der Hypercholesterinämie die medikamentöse Behandlung. Diese hat ebenso differenziert zu erfolgen, wie sich die einzelnen Risikofaktoren unterschiedlich verhalten. Das betrifft die zeitliche Aufeinanderfolge ihres Auftretens, ihre verschiedenen Kombinationen und auch die Intensität ihrer Einwirkung auf die arteriellen Gefäße. So ist man bestrebt, im jugendlichen wie im mittleren Lebensalter einen erhöhten Blutdruck zu normalisieren, im fortgeschrittenen Alter nur dann antihypertensiv zu behandeln, wenn der diastolische Blutdruck über 100 mm Hg beträgt und/oder sehr hohe systolische Werte vorliegen, während eine mäßige Erhöhung des systolischen Druckes — etwa 140—170 mm Hg bei diastolischen Werten unter 100 mm Hg — eine medikamentöse Behandlung nicht erfordert. Die Hyperlipidämie (Hypercholesterinämie) ist diätetisch beeinflußbar, neuerdings auch durch zusätzlich verordneet Medikamente zu senken, z. B. Clofibrat. Bereits entstandene Gefäßschäden sind nur begrenzt reversibel, wobei die durch Hochdruck hervorgerufenen Schäden nach Senkung der Druckwerte besser rückbildungsfähig sind als die atherosklerotischen Gefäßwandschäden, die in der Regel irreversibel sind. Entscheidend ist hierbei, ob die Atherosklerose zum Stillstand kommt oder aber fortschreitet. Die Ausschaltung von Risikofaktoren sollte daher auch in diesen Fällen erfolgen — es ist nie zu spät.

Wenn sich aus den epidemiologischen Studien über die Risikofaktoren schon praktische Folgerungen ableiten lassen, so ist das Arterioskleroseproblem noch keineswegs gelöst. Es kommt darauf an, weitere Risikofaktoren herauszuarbeiten und allen diesen ätiopathogenetischen Faktoren noch besser entgegenzuwirken als es derzeit möglich ist.

Zusammenfassung

Klinische Beobachtungen und epidemiologische Studien haben zur Kenntnis sogenannter Risikofaktoren geführt, die für die Entstehung und für die Fortentwicklung der Arteriosklerose (Atherosklerose) verantwortlich sind. Vorrangige Bedeutung haben die Hypertonie und die Hyperlipidämie (Hypercholesterinämie), ihre Kombination gilt als besonders ungünstig. Eingegangen wird auf die Beziehungen dieser Faktoren zur Arteriosklerose, auf ihr Zusammentreffen mit verschiedenen Krankheiten, die mit arteriosklerotischen Gefäßprozessen einhergehen und auf die Probleme, die sich hierbei ergeben.

Die Pathogenese der Arteriosklerose läßt die Einwirkung bislang bekannter Risikofaktoren erkennen. Einige dieser Faktoren sind noch zu wenig untersucht, zur Zeit auch nicht meßbar. Für die Morbidität entscheidend ist die Organbeteiligung als Folge von Gefäßveränderungen, sie nimmt im vorgeschrittenen Alter laufend zu und wird dann häufig schicksalbestimmend. Auffallend bleibt im hohen Alter der wiederum niedrigere Wert für β-Lipoproteide einschließlich Serum-Cholesterin. Das Verhalten der Chylomikronen im Serum weist auf die Bedeutung der Nahrungsfette hin, zugleich auch auf einen noch möglichen unbekannten Stoffwechselfaktor. Unter dem Aspekt der pathogenetischen Verkettung arteriosklerotischer Gefäßveränderungen zeichnen sich Wege einer therapeutischen Einflußnahme, vor allem einer wirksamen Vorbeugung ab.

LITERATUR

Antoniades, H. N., J. L. Tulbis, L. H. Sargeauf, R. P. Pennell u. J. L. Onkley „A simple nephelometric test for β-lipoproteids of human serum", J. Lab. Clin. Med. 51, 630 (1958)

Avogaro, P., G. Crepaldi u. N. Conte, „Über Veränderungen der Serumlipide bei essentieller Hypertonie", Minerva medica 52/ 23, VI/61, 1016

Bartsch, H., „Die klinischen Befunde bei röntgenologisch festgestellter Verkalkung der Aorta abdominalis, Inaug.-Diss., Leipzig 1964

Böhmert, Cl., „Über die Organbeteiligung bei Hochdruckkranken; eine vergleichende Studie", Inaug.-Diss., Leipzig 1966

Brown, R. C. u. L. Ritzmann, „Some factors associated with absence of coronary heart disease: in persons aged 65 or older", J. Amer. Geriatr. Soc. **15**, 239 (1967)

Buchem, F. S. P. van, „Serumlipids, nutrition and atherosclerotic complications in man", Acta med. scand. **181**, 403 (1967)

Bürger, M., „Altern und Krankheit als Problem der Biomorphose", 4. Aufl., VEB G. Thieme, Leipzig 1960

Emmrich, R., „Chronische Krankheiten des Bindegewebes", 2. Aufl., VEB G. Thieme, Leipzig 1961

Emmrich, R., „Die klinische Diagnose der Arteriosklerose", Zschr. inn. Med. **20**, 641 (1965)

Emmrich, R., „Arteriosklerose und Hochdruck", Dtsch. Ges.wes. **22**, 1249 (1967)

Emmrich, R. u. H. Paasch, „Chylomikronenzahlen im Nüchternserum bei Arteriosclerosis obliterans und bei Diabetes mellitus mit und ohne Hypertonie", Zschr. inn. Med. **22**, 231 (1967)

Epstein, F. H., „Predicting Coronary Heart Disease", J. Amer. Med. Ass. **201**, 795 (1967)

Gordon, J., „Chylomicron: clue to atherosclerosis and coronar disease", J. Atheroscl. Res. **3**, 1 (1963)

Hartmann, G., L. K. Widmer, G. Creux, H. Greensher u. L. Kaufmann, „Serumlipide bei 1900 berufstätigen Männern: Beziehungen zu Körpergewicht, Konstitution und Blutdruck, Basler Studie", Zschr. Kreislaufforsch. **51**, 425 (1962)

Hasse, H. M., in: M. Ratschow „Angiologie", G. Thieme, Stuttgart 1959

Kannel, W. B., „The Framingham Heart Study, Habits and Coronary Heart Disease", Publ. Health Serv. Public. No. 1515, Department Healthy Education and Welfare, 1966

KANNEL, W. B. u. P. M. MACNAMARA, „Physical Activity and Risk of Fatal Coronary Heart Disease: The Framingham Study", Circul. 35 u. 36, Suppl. II, 154 (1967)
KANNEL, W. B., L. K. WIDMER u. T. R. DAWBER, „Gefährdung durch koronare Herzkrankheit", Schweiz. med. Wschr. **95**, 18 (1965)
KEYS, A., „Blut-Lipide", Das Medizinische Prisma 3 (1967)
KÜHNS, K. u. O. BRAHMS, „Die Prognose der essentiellen Hypertonie" Th. Steinkopff Verlag, Darmstadt 1964
ONKLEY, J. L., „Lipid protein interactions", in: „Proceedings of the Neurochemistry Symposium", VII. Internat. Congress of Neurology, Elsevier Publ., Amsterdam 1963
PAGE, J. H., „Atherosclerosis. An Introduction", Circulation **10**, 1 (1954)
PEZOLD, F., „Lipide und Lipoproteide im Blutplasma", Springer-Verlag, Berlin—Göttingen—Heidelberg 1961
PICKERING, G. W., „Vascular disease and hypertension", in: Antihypertensive Therapie, Springer-Verlag, Berlin—Heidelberg—New York 1966, p. 135ff.
SCANU, A. M., „Factors affecting lipoprotein metabolism", in: Advances in Lipid Research, Vol. 3, Academic Press, New York u. London 1965
SOLYMOSS, B., B. VÁSÁRHELYI u. P. ZSÁMBÉKY, „Untersuchungen über Lipoidstoffwechsel bei Hypertonikern", Zschr. inn. Med. **13**, 921 (1958)

FSC
www.fsc.org
MIX
Papier | Fördert gute Waldnutzung
FSC® C083411

Zeitfracht Medien GmbH
Ferdinand-Jühlke-Straße 7
99095 Erfurt, Deutschland
produktsicherheit@kolibri360.de